□□□□□□□□□□□□□
□□□□□□□□□□□

Ein einfacher Ratgeber um das Wohlbefinden durch natürliche Entgiftung zu stärken und nebenbei abzunehmen

1. Auflage 2017

Inhalt

Warum Du deinen Körper Entgiften solltest

Oft hört man den Begriff „Entgiftung" im Fernsehen, in irgendwelchen Zeitschriften oder im Gespräch mit den besten Freundinnen. Doch was es damit auf sich hat wissen nur die Wenigsten...

Im wesentlichen versteht man darunter die Entschlackung des eigenen Körpers. Hierbei werden die verschiedensten Schlacken wie zum Beispiel Gifte, Säuren, Bakterien, Pilze, Salze, Gase, Kotsteine oder Pilztoxine aus dem Körper entfernt. Es handelt sich dabei meistens um Stoffwechselrestprodukten [Schlacken] oder Giftstoffe [Toxine], welche eigentlich auch von unserem Körper gefiltert werden können. Allerdings ist dieser nicht in der Lage Umweltgifte, oder große Mengen Stoffwechselgifte zu entsorgen, welche durch eine zu einseitige Ernährung entstehen können. All diese Produkte legt unser Körper dann gezwungenermaßen im passivem Gewebe, wie dem Fettgewebe, oder in extrazellulärem Raum ab, wodurch es nach und nach zu einer Verschlackung beziehungsweise Vergiftung unseres Körpers kommt.

Viele Menschen entscheiden sich deshalb einmal jährlich für eine aktive Entschlackung. Besonders gerne wird diese nach dem ungemütlichem Winter durchgeführt um neue Kraft für den kommenden Frühling und Sommer zu tanken.

Die Folgen einer extrem Verschlackung können sich durch die folgenden Symptome bemerkbar machen. Hierbei sei aber gesagt, dass es sich nun um den Extremfall handelt und auch wenn man keines dieser Symptome bei sich beobachten kann, kann man durchaus von Giftstoffen befallen sein.

Chronische Müdigkeit

Keine Angst! Nur weil du häufig müde bist, muss es sich dabei noch lange nicht um chronische Müdigkeit handeln. Wer unter chronischer Müdigkeit leidet, der kommt einfach nicht in die Gänge. Er ist auch nach vermeintlich genügend Schlaf einfach energiearm und auch ein Kaffee bringt ihn nicht in Schwung. Sollte es so bei dir sein, kannst du dir so gut wie sicher sein, dass du unter Verschlackung leidest. Schließlich heißt es „Die Müdigkeit ist der Schmerz der Leber", welches unser wichtigstes Entgiftungsorgan ist. Aber dazu später mehr.

Mundgeruch

Wer trotz gründlicher Mundreinigung und Mundwasser unter Mundgeruch leidet, sollte von einer Vergiftung des Körpers ausgehen. Durch die Giftstoffe kann es nämlich zu einer Änderung der Mundflora kommen. Hierbei gibt es ein Übergewicht der Fäulnisbakterien und es kommt zu unangenehmen Atem.

Gescheiterte Abnehmversuche

Auch hier ist man noch lange nicht von einer Vergiftung betroffen, nur weil die Diäten einfach nicht funktionieren, aber es kann ein Indiz sein. Die Gifte werden nämlich gerne in das Fettgewebe verschoben. Man kann sich das Fettgewebe als Müllhalde vorstellen, welche diese Gifte nicht mehr frei gibt, da diese dem Körper sonst deutlich mehr schaden könnten. Da der Körper somit einen Vorteil hat, wird er das Fettgewebe auch solange „beschützen“ bis es die Gifte losgeworden ist.

Hautprobleme

Solltest du unter Aknen, Juckreizen oder ähnlichen Hautausschlägen leiden, könnte es gut an einer zu hohen Giftbelastung liegen! Wenn Leber, Darm und Niere die Giftstoffe nämlich nicht mehr all zu schnell abbauen, dann kommt die Haut um die Ecke und hilft ihnen auf Kosten unseres äußerlichen Erscheinungsbildes.

Doch wie kommen die zuvor genannten Umweltgifte überhaupt in unseren Körper?

Durch chemische Einflüsse im Alltag:

Chemikalien sind überall und umgeben uns ständig. Sie kommen beispielsweise über Tattoos, Wasch-und Reinigungsmittel an unsere Haut und über Medikamente und Impfungen in unseren Körper. Aber auch Kosmetikartikel spielen eine immer wichtigere Rolle und übertragen Giftstoffe an unseren Körper.

Durch die Nahrung:

Die Landwirtschaft wurde durch die Industrialisierung immer weiter von Chemikalien heimgesucht. Das Maximum muss her. Koste es was es wolle. Und auch die chemische Behandlung unsere Nahrung nimmt immer weiter zu, damit alles schön lange haltbar bleibt. Das dabei Rückstände von Herbiziden, Pestiziden oder Fungiziden bleiben wird all zu gerne vergessen. Bei zu hoher Eiweißaufnahme bleiben beispielsweise Stickstoffreste im Körper.Bei zuckerhaltigen Softdrinks und Süßigkeiten Essigsäuren. Und bei übermäßigem Schweinefleischkonsum Schwefelsäuren.

Durch unsere Umwelt:

Wer Montagabend schon mal in Stuttgart im Stau stand weiß genau was gemeint ist. Die Abgase in unserer Umgebung können je nach Standort enorm gefährlich sein und transportieren besonders Schwermetalle in unseren Körper.

Durch Alkohol und Zigaretten:

Was man seinem Körper durch den Konsum von Alkohol und Zigaretten antut ist den meisten natürlich klar, aber auch als „Passivraucher“ nimmt man gefährliche Giftstoffe zu sich.

Wie du siehst, gibt es zahlreiche Möglichkeiten von Giftstoffen befallen zu werden. Wie wir uns gegen einige davon schützen können schauen wir uns im nächsten Kapitel an. Doch davor schauen wir uns noch die natürlichen Entgiftungsorgane unseres Körpers an.

Die natürlichen Entgiftungs Kanäle unseres Körpers

Unser Körper hat natürlich von Natur aus einige Entgiftungsorgane, welche ihn vor erhöhtem Befall von Schlacken schützen. Wir werden uns diese im Anschluss genauer ansehen und lernen wie wir diese optimal unterstützen können.

Die Leber

Unsere Leber arbeitet in einer Tour und verstoffwechselt unsere aufgenommene Nahrung. Sie filtert währenddessen Giftstoffe aus dieser heraus und gibt die Nährstoffe anschließend an den Körper ab. Die belastenden Substanzen werden von Ihr zerlegt und im Entsorgungsprozess weitergeleitet. Aber auch das Blut wird durch sie von Schlacken bereinigt, so dass das Gleichgewicht chemischer Verbindungen im Körper wieder optimal ist.

Die Lymphen

Das lymphatische System unseres Körpers ist ein großes Filtersystem, welches unser Immunsystem maßgeblich unterstützt. Es konzentriert sich dabei besonders auf Bakterien und Fremdkörper, die irgendwie in das Körperinnere gelangt sind.

Wer seine Lymphen trainieren möchte, der kann dieses durch ausreichende Bewegung sehr einfach tun.

Der Darm

Der Darm spaltet die aufgenommene Nahrung und filtert die enthaltenen Nährstoffe heraus. Alles weitere wird mit Wasser versetzt und verdickt zu Kot, welcher über den Mastdarm ausgeschieden wird. Wenn die Verdauung aber gestört ist funktioniert dieser Prozess nicht optimal und es kommt zu einer Rückvergiftung, weil unser Körper die Stoffe, welche er eigentlich ausscheiden möchte, nicht ausscheiden kann. Er nimmt diese dann gezwungenermaßen wieder auf und vergiftet sich selbst.

Wer so etwas vermeiden sollte, der muss genügend Wasser zu sich nehmen!
(Lieber einen Liter zu viel als zu wenig)

Die Nieren

Die Nieren filtern in erster Linie unser Blut, indem es dieses durch Kapillare presst, wodurch es von Giftstoffen bereinigt wird. Diese werden dann als Urin ausgeschieden und es kommt zu Entschlackungen. Am Tag verarbeiten unsere Nieren etwa 1500 Liter Blut, also unvorstellbar viel! Wer seinen Nieren dabei etwas unter die Arme greifen möchte, der sollte wie auch beim Darm genügend trinken!

Die Haut

Die Haut ist unser größtes Organ und ein wichtiger Teil unseres natürlichen Entgiftungsprozesses. Sie kann durch das Schwitzen Giftstoffe aus unserem Körper werfen und auch Schwermetalle sind für sie kein größeres Problem. Wer also viel schwitzt, entgiftet auch seinen Körper. Wie man das schafft schauen wir uns im folgenden Kapitel an.

Möglichkeiten um seinen Körper zu Entgiften

Da nun hoffentlich klar ist, warum wir unseren Körper regelmäßig Entgiften sollten, schauen wir uns nun ein mal an wie wir dies hinbekommen können. Es gibt hierfür nämlich viele Möglichkeiten.

Zum einen „Detox“ für den Alltag. Diesen Begriff kennst du bestimmt schon, weil er in den Medien sehr gerne verwendet wird. Im Grunde ist darunter aber nur die Entgiftung (lateinisch/griechisch: Detoxifikation) gemeint. Wir werden uns in diesem Teil sehr simple aber unglaublich effektive Möglichkeiten ansehen, mit denen man täglich aktiv dazu beitragen kann, den eigenen Körper von Giftstoffen zu befreien.

Dann gibt es noch Detox Kuren bzw. Entgiftungskuren. Hier wird über einen längeren Zeitraum versucht den Körper komplett von Schlacke zu befreien, aber dazu später mehr.

Als letztes wären da noch die aufwendigen und äußerst unbeliebten Körperreinigungen, aber da diese nur für die aller wenigsten in Frage kommen beginnen wir mit den simplen Alltagstipps:

Detox für den Alltag

Detox Lebensmittel

Mit bestimmten Lebensmitteln können wir unseren Körper bei der internen Entgiftung unterstützen. Genauso können wir ihm beim Entgiften aber auch Steine, durch falsche Lebensmittel, in den Weg legen! Dazu gehören zum Beispiel jegliche Fast Food Produkte, Lebensmittel aus Weizenmehl, fetthaltige Fleischprodukte sowie Süßigkeiten.

Während einer Entgiftungsphase sollte man sich stattdessen auf Chlorophyll (=Blattgrün), Enzyme, Vitamine, Antioxidantien und Ballaststoffe konzentrieren. Im Anschluss findest du einige Lebensmittel, die diese Kriterien erfüllen und uns sehr beim Entgiften helfen.

Spargel:

Spargel ist nicht immer frisch zu haben und gerade deshalb sollte man ihn, wenn es denn soweit ist, in seine Ernährung einbauen! Er bringt nämlich eine Menge an Vitamin C, E, A und K mit sich, sowie viele Ballast- und Mineralstoffe. Außerdem unterstützt er die Leber, welche wie wir zu Beginn schon gesehen haben, enorm wichtig für unsere Körpereigene Entgiftung ist. Und all dies macht den Spargel wirklich zu einem idealen Detox-Lebensmittel!

Zitronen:

Die Nummer 1 der Detox Lebensmittel ist für die Meisten die Zitrone.

Das viele Vitamin C der Zitronen fungiert nämlich als Antioxidant und hilft unserem Blut dabei sich von freien Radikalen und Giftstoffen zu reinigen. Trinkt man häufig Zitronenwasser kann man außerdem von über 20 Anti-Krebs-Verbindungen profitieren und auch der pH-Wert des Körpers wird dadurch angeglichen.

Knoblauch:

Hast du dich schon mal gefragt, warum man von Knoblauch so aus dem Mund stinkt?

Es liegt am Schwefel... und dank diesem gehört der Knoblauch auch zu den Detox Lebensmitteln. Er spielt nämlich eine entscheidende Rolle beim Abbau von Chemikalien und verfügt auch noch bakterielle und antibiotische Eigenschaften, wodurch er den Körper vor Entzündungen und Bakterien schützt.

Gräser:

Grase wie Weizen oder Gerstengras sind natürlich voll von Chlorophyll und ein wichtiger Bestandteil der Detox Smoothies, auf welche wir noch später kommen werden. Sie haben oft einen hohen Vitamin C Gehalt und durch ihren hohen Anteil an antioxidantien verhindert sie die Bildung freier Radikaler

Grünkohl:

Der Grünkohl ist mein absoluter Lieblingskohl! Er toppt einfach alles. Sein Vitamin A Anteil beträgt 4 mal so viel wie der von Brokkoli und 40 mal mehr als Sellerie. Außerdem sind alle B Vitamine enthalten und auch der Vitamin C Gehalt eines Tages wir durch eine Grünkohlportion gedeckt.

Äpfel:

Hört sich fast schon zu leicht an, aber auch Äpfel helfen beim Entgiften.

Sie liefern dem Körper über 300 unterschiedliche Biostoffe und eine Menge Vitamin C. Dadurch ist der Apfel ein echter Schadstoffkiller. Das Ganze bringt aber nur etwas, wenn der Apfel selbst nicht voller Giftstoffe ist. (Bio ist das Zauberwort)

Artischocken:

Besonders für unsere Leber sind Artischocken ein großer Gewinn. Sie regen nämlich die Produktion der Gallenflüssigkeit an, wodurch die Leber flüssiger funktionieren kann. Außerdem helfen Artischocken, aufgrund ihres hohen Kaliumgehaltes, bei der Ausscheidung überschüssiger Toxine.

Ich denke diese kleine Auswahl an Detox Lebensmitteln sollte für's erste reichen!
Weiter geht es mit dem Öl ziehen!

Öl ziehen

Beim Öl ziehen nimmt man eine kleine Menge Öl in den Mund und zieht dieses 10-15 Minuten lang durch die Zähne hin und her, um es anschließend auszuspucken. Am Besten eignet sich hierfür kaltgepresstes Kokos oder Olivenöl, weil dieses eine antibakterielle Wirkung hat. Das Ganze jeden Morgen auf nüchternen Magen und man wird große Freude mit dem Öl ziehen haben! Es kann nämlich Bakterien, Pilze, Giftstoffe oder Rückstände von Medikamenten, welche sich alle besonders gerne an den Zähnen sammeln, binden und anschließend entfernen. Außerdem bringt das Öl auch noch weitere Vorteile mit sich:

- Weniger Mundgeruch
- Weißere und vor allem gesündere Zähne
- Weniger Kopfschmerzen
- Freiere Mundschleimhäute
- Vorbeugung gegen Erkältungen und Halsschmerzen

Heiß/kalt duschen

Beim klassischen Wechselduschen ziehen sich die Muskeln auseinander und anschließend wieder zusammen. Das führt dazu, dass Schadstoffe, welche sich in den Muskeln gesammelt haben, „herausgedrückt“ werden. Außerdem steigt der Blutdruck durch das kalte Wasser an und auch der Lymphfluss geht dadurch in die Höhe. Hört sich unangenehm an, aber mit etwas Routine schaffst du das auch! Und als Belohnung geht es dann ab in die Sauna, in welcher man übrigens auch Entschlacken kann:

Saunabesuche

In der Sauna wird die Durchblutung gesteigert, wodurch es zu einer Entfernung der Abfallstoffe aus dem Gewebe kommt. Das Schwitzen sorgt zusätzlich zu einer Bluteindickung, weshalb ein „Sog“ auf das Gewebe entsteht und mehr Schlacke in das Blut gelangt. Außerdem scheidet der Körper durch das Schwitzen die unterschiedlichsten wasserlöslichen Stoffe aus der Haut aus. Diese Auswirkungen machen den Saunabesuch zu einer extrem angenehmen Entgiftungsaktivität, welche nicht nur dem Körper, sondern auch der Seele verdammt gut tut!

Trockenbürsten

Ja genau. Das sind diese komischen Holzbürsten, welche man eigentlich nie benutzt. Das sollte man aber! Denn durch das Bürsten der Haut wird das größte Organ unseres Körpers gereinigt, die Hautporen werden geöffnet und tote Zellen, sowie Giftstoffe, werden gelöst und entfernt. Außerdem werden die Schweißdrüsen angeregt, weshalb ein Saunabesuch inklusive Trockenbürsten sehr zu empfehlen ist!

Stress vermeiden

Bei Stress verändert sich unser Hormonhaushalt. Bei Dauerstress werden zum Beispiel Hormone wie Adrenalin, Noradrenalin oder Cortisol ausgeschüttet. Da diese einen Einfluss auf unsere Atmung, Verdauung und Durchblutung haben, kann es durch Dauerstress schnell zu einer Übersäuerung des Körpers kommen. Nimm dir deshalb gerade, wenn du eine Entgiftungsphase vollziehst genügend Zeit für dich. Nimm dir Zeit für Dinge die du liebst und lerne deinen Körper besser kennen.

Das unterschätzte Wasser

Du kannst alle Entgiftungs Aktivitäten komplett vergessen, wenn du nicht genügend trinkst!

Unser Körper besteht zu etwa 80% aus Wasser und ist für nahezu alles unbedingt notwendig. Durch genügend Wasser (Ich empfehle mindestens 2-3 Liter) können wir unserem Körper bei der Ausleitung der Giftstoffe, über die Ausleitungskanäle helfen. Sollte aber zu wenig Wasser verfügbar sein, funktioniert Entgiftungstechnisch rein gar nichts!

Trinke deshalb bereits nach dem Aufstehen sehr viel Wasser, da der Körper nach der Nacht besonders gut dazu in der Lage ist Giftstoffe auszuleiten.

Das größte Problem, warum die meisten Menschen zu wenige trinken, ist meiner Meinung nach, dass Wasser einfach „langweilig“ schmeckt. Aber dafür gibt es Möglichkeiten. Zum einen natürlich die beliebten Detox-Smoothies, auf welche wir noch eingehen werden. Und dann wäre da noch das Detox-Wasser. Dabei handelt es sich um normales Wasser, in welches man beliebiges Obst legt. Das Wasser nimmt die Antioxidantien und auch den Geschmack des Obstes recht schnell an und ist dadurch zum einen gesünder, aber eben auch abwechslungsreicher. Besonders geeignet ist hier natürlich die Zitrone, aber auch Äpfel, Ananasscheiben, Minze, Beeren, oder Gurken eignen sich prima.

Chlorella Algen

Die Chlorella Alge gilt als eines der besten Entgiftungslebensmittel und zählt zu den Superfoods unserer Zeit. Sie ist dazu in der Lage Alkohol aus der Leber zu entfernen und kann unser Gewebe von Pestiziden, Herbiziden und organischen Chlorverbindungen befreien. Letztere können sogar für Krebs sorgen! Weitere Vorteile der Chlorella Alge sind ein enormer Schub des Immunsystems, eine erhöhte Anzahl von freien Radikalen wird freigesetzt und das Gewebewachstum sowie die „Gewebereperatur" steigt an.

Saftfasten

Das Saftfasten ist eine angenehmere Version des klassischen Heilfastens. Man trinkt bei dieser Methode ausschließlich Säfte beziehungsweise Smoothies, aber auch Wasser, Tee, und klare Gemüsebrühe sind erlaubt. Das Ziel dieser Methode ist die Übersäuerung des Körpers zu unterbinden. Diese wird hauptsächlich durch eine einseitige und ungesunde Ernährung verursacht, welche zu zahlreichen Beschwerden führt. Das kann zum Beispiel Sodbrennen, Müdigkeit oder auch Antriebslosigkeit sein.

Meistens fastet man hierbei 5-10 Tage und im Maximalfall 21 Tage lang. Nebenbei wird eine Darmentleerung durchgeführt, welche den Darm einmal ordentlich reinigen soll, um auch wirklich alle Giftstoffe auszuleiten.

Ein weiterer großer Vorteil beim Saftfasten ist der basische Zustand des Körpers, welcher durch diese Methode des Fastens schnell erreicht wird und zu einem großen Schutz vor diversen Krankheiten führt.

Der Ablauf des Saftfastens:

Tag1: Darmentleerung

Das Saftfasten wird meistens mit einer Darmentleerung begonnen. Hierbei nimmt man 2 Esslöffel Glaubersalz und löst dieses in 0.75Liter Wasser auf. Das ganze wird dann in 10-15 Minuten getrunken. Anschließend sollte man nochmal mit Tee oder Wasser nachspülen. Es dauert dann nicht mehr lange und die Darmentleerung, welche etwa 2-3 Stunden dauert, beginnt.

Tag:2-5: Säfte trinken

Man nimmt nun nur noch die zuvor genannten Säfte zu sich. Hierbei wird zwischen Obst und Gemüse Säften unterschieden. Welche davon man zu sich nimmt ist aber jedem selbst überlassen. Wichtig ist nur, dass eine Saftportion zwischen 300-500ml groß ist. Wie oft und wann man diese konsumiert ist hierbei völlig egal.

Tag6-7: Aufbautage

Nun wird der Körper wieder an normale Nahrung herangeführt, indem man ihn langsam aber sicher über Brühe, Suppen und Obst bis hin zur normalen Mahlzeit führt.

Wichtig: Es können zahlreiche Nebenwirkungen auftreten. Informiere dich deshalb unbedingt bei deinem Arzt des Vertrauens.

Basenfasten

Das Basenfasten ist, zumindest für mich, nochmal ein Stück angenehmer als das Saftfasten. Hierbei kann man nämlich Essen so viel man will. Der einzige Haken: Man muss auf alle Lebensmittel verzichten, welche im Körper Säuren bilden. Das sind ziemlich viele, aber passende Listen findest du dazu im Internet.

Eigentlich kann unser Körper die überflüssigen Säuren von ganz alleine los werden. Er scheidet diese einfach über die Leber, die Lunge und die Nieren aus. Sollte er das mal nicht ganz hinbekommen speichert er die Säuren in unserem Bindegewebe ab und hier liegt das Problem. Oft essen wir nämlich viel zu viel säurehaltige Lebensmittel und der ganze Prozess wird gestört. Dann kann der Körper gar nicht anders als unser Bindegewebe komplett zu verschlacken und dies führt zu den bekannten Folgen von Cellulitis.

Während des Fastens werden 3-5 Mahlzeiten pro Tag gegessen. Diese können sowohl flüssig als auch fest sein, solange keine Säurehaltigen Lebensmittel enthalten sind. Eine Darmentleerung kann durchgeführt werden, muss sie aber nicht.

Wichtig: Informiere dich vor dem Fasten auf jeden Fall bei dem Arzt des Vertrauens!

Direkte Körperreinigungen

Darmreinigung

In unserem Darm sitzt ein Großteil unseres Immunsystems und wenn dieser nicht richtig in Takt ist kann auch die Abwehr nicht ordentlich funktionieren.

Bei einer Darmreinigung wird deshalb erst mal alles aus dem Darm herausgeholt. Das ist dank verschiedenen Salzen auch gar nicht so schwer. Man nimmt beispielsweise etwas Glaubersalz in Wasser aufgelöst zu sich und innerhalb von 2-3 Stunden entleert sich der Darm. Ab dann wird nur noch flüssige Nahrung aufgenommen und die Entschlackungsphase beginnt. Hier kann man beispielsweise mit dem Saftfasten anfangen oder eine andere Variante des Heilfastens vollziehen. Ist diese beendet beginnt die Aufbauphase in welcher der Darm wieder an normale Nahrung angepasst wird. Eine Darmreinigung ist allerdings nicht ohne und deshalb solltest du unbedingt zu deinem Arzt gehen bevor du mit halben Sachen startest.

Leberreinigung

Eine professionelle und langfristige Leberreinigung besteht aus drei Bausteinen. Das wäre zum ersten die Darmreinigung, welche wir ja schon etwas kennen gelernt haben. Dann gibt es noch die basenüberschüssige Ernährung und drei besonders leberreinigende Lebensmittel. Kombiniert man all diese Sachen, nimmt man seiner Leber schon eine Menge Arbeit ab.

Durch die Darmreinigung:

Dieser Schritt ist völlig logisch. Wenn wir unsere Leber schützen möchten, dann sollten wir natürlich erst mal sicher gehen, dass auch der Darm richtig in Takt ist, da dieser die Nahrung an die Leber weiterleitet. Funktioniert dieser einwandfrei, was wir durch eine Darmreinigung unterstützen können, dann kommen auch in der Leber weniger Giftstoffe an und diese kann normal weiterarbeiten.

Durch basenüberschüssige Ernährung:

Durch hochwertige Nahrung können wir unserer Leber sehr einfach bei der Entgiftung helfen. Umso weniger Sie Entgiften muss, desto besser sind die Leberzellen mit Vitalstoffen und Antioxidantien versorgt. Am besten gelingt dies durch das Saftfasten, weil dann auch die Leber von vielen Vitaminen überschwemmt wird und sich dadurch optimal regenerieren kann.

Durch drei leberreinigende Lebensmittel:

Avocados: Sie sind für unsere Leber besonders wichtig, weil sie die Bildung von Gluthation aktivieren. Dieser Stoff wird in der Leber vermehrt und reinigt diese, sowie den ganzen Organismus, vor freien Radikalen.

Walnüsse: Sie enthalten große Mengen an Glutathion, Omega-3-Fettsäuren und Aminosäuren, welche eine wichtige Rolle bei der Beseitigung von Ammoniak in unserer Leber spielen.

Grünes Blattgemüse: Spielt bei der ganzen Entgiftung des Körpers natürlich eine wesentliche Rolle und kann die Leber bei der „Entschärfung" von Schwermetallen ideal unterstützen.

Schwermetallausleitung

Dieses Verfahren wird nur sehr selten angwendet, gewinnt mit der Zeit aber immer mehr an Bedeutung. In unserer Umwelt trifft unser Körper nämlich immer öfter auf giftige Metalle wie Nickel, Blei, Quecksilber oder Palladium. Diese sind für unser Immunsystem sowie die Leber eine Gefahr und werden deshalb gerne mit der Chlorella Alge ausgeleitet. Diese Alge bindet die Schwermetalle und kann dann ganz einfach über den Verdauungsapparat ausgeschieden werden. Es gibt hier noch zahlreiche weitere Methoden, aber solltest du dich für eine Schwermetallausleitung interessieren, dann wende dich bitte an deinen Arzt, weil diese nur sehr selten wirklich nötig ist und wenn dann am Besten von einem Arzt geplant werden sollte.

20 Detox-Smoothie-Rezepte

#1 Der Superfood Smoothie

Zutaten: (2Portionen)

- 2 Handvoll Blattsalat
- 3 Handvoll Spinat
- 2 Teelöffel Chlorella Pulver
- 1 Teelöffel Gerstengraspulver
- 2 Teelöffel Spirulina Pulver
- 200ml Kokosmilch

Zubereitung:

- Den Spinat und Blattsalat waschen und mit den anderen Zutaten im Mixer verarbeiten.

Zubereitungszeit	Kalorien	Fett	Kohlenhydrate	Eiweiß
< 5 Minuten	**34***	**1g***	**6g***	**2g***

*Nährwerte pro Portion

#2 Der Einfache Nr.1

Zutaten: (2Portionen)

- 300 ml Wasser
- 1 Handvoll Spinat
- 1 Blatt Grünkohl
- ½ Gurke
- ½ Apfel
- Saft von einer halben Zitrone

Zubereitung:

- Spinat, Grünkohl, Gurke und den Apfel waschen und bei Bedarf in kleine Stücke schneiden.
- Alle Zutaten in den Mixer geben und das war's auch schon.

Zubereitungszeit	Kalorien	Fett	Kohlenhydrate	Eiweiß
< 5 Minuten	**74***	**1g***	**13g***	**4g***

*Nährwerte pro Portion

#3 Der Einfache Nr.2

Zutaten: (1Portionen)

- 1 Handvoll Spinat

- 1 Birne

- 1 Apfel

- 4 Teelöffel Maca Pulver

- 1 Tasse Wasser

Zubereitung:

- Apfel, Blattsalat und Spinat waschen und mit den anderen Zutaten in den Mixer geben.

Zubereitungszeit	Kalorien	Fett	Kohlenhydrate	Eiweiß
< 5 Minuten	**152***	**1g***	**34g***	**1g***

*Nährwerte pro Portion

#4 Der Einfache Nr.3

Zutaten: (1Portionen)

- 1 Kiwi
- 1 Pfirsich
- 10 Trauben
- 1 Handvoll Blattsalat
- 50ml Wasser

Zubereitung:

Bei Bedarf den Salat und die Trauben waschen. Alle Zutaten in den Mixer geben und fertig.

Zubereitungszeit	Kalorien	Fett	Kohlenhydrate	Eiweiß
< 5 Minuten	**124***	**1g***	**24g***	**4g***

*Nährwerte pro Portion

#5 Der Einfache Nr.5

Zutaten: (1Portionen)

- 1 Banane
- 1 Stange Sellerie
- ½ Artischocke
- 200ml Zitronenwasser

Zubereitung:

- Birne und Artischocke waschen, mit der Birne eventuell in große Stücke schneiden und alle Zutaten im Mixer zermixen.

Zubereitungszeit	Kalorien	Fett	Kohlenhydrate	Eiweiß
< 5 Minuten	**123***	**0,5g***	**23g***	**5g***

*Nährwerte pro Portion

#6 Der Spinat Smoothie

Zutaten: (2Portionen)

- 4 Hände voll Babyspinat
- 1 Handvoll Maulbeeren
- 2 Stange Stangensellerie (gehackt)
- 300ml Mandelmilch (ungesüßt)

Zubereitung:

- Babyspinat, Maulbeeren, Stangensellerie waschen und mit den anderen Zutaten in den Mixer geben.

Zubereitungszeit	Kalorien	Fett	Kohlenhydrate	Eiweiß
< 5 Minuten	**99***	**4g***	**13g***	**3g***

*Nährwerte pro Portion

#7 Der Anspruchsvolle Nr.1

Zutaten: (1Portionen)

- 1 kleine Handvoll Feldsalat
- 1 Artischocke
- 1 Teelöffel Gerstengras
- 1 Teelöffel Spirulina Pulver
- 200ml Wasser
- Eiswürfel
- 2 Esslöffel Hanfsamen
- 2 Esslöffel getrocknete Goji Beeren
- 1 Teelöffel Moringa Pulver

Zubereitung:

- Alles nötige waschen und mit den anderen Zutaten im Mixer lange genug zermixen.

Zubereitungszeit	Kalorien	Fett	Kohlenhydrate	Eiweiß
< 5 Minuten	**79***	**5g***	**19g***	**5g***

*Nährwerte pro Portion

#8 Der Anspruchsvolle Nr.2

Zutaten: (2Portionen)

- 10 Blätter Blattsalat
- 300ml Wasser
- 1 Avocado
- 1 Zitrone
- etwas Basilikum
- 5 Minzblätter
- 1 Handvoll der grünen Blätter der Roten Beete

Zubereitung:

- Alle grünen Blätter, Avocado und Zitrone waschen, in kleine Stücke schneiden und mit den anderen Zutaten in den Mixer geben.

Zubereitungszeit	Kalorien	Fett	Kohlenhydrate	Eiweiß
< 5 Minuten	**211***	**18g***	**14g***	**3g***

*Nährwerte pro Portion

#9 Der Anspruchsvolle Nr.3

Zutaten: (2Portionen)

- 1 Banane
- 5 Stängel Schwarzkohl
- 1 reife Mango
- 1 Kaki
- 200ml Zitronenwasser
- 1 EL Spirulina Pulver
- 1 Kiwi

Zubereitung:

- Schwarzkohl, Mango und Kaki und in kleine Stücke schneiden. Kiwi und Banane schälen und zusammen mit den anderen Zutaten in den Mixer geben.

Zubereitungszeit	Kalorien	Fett	Kohlenhydrate	Eiweiß
< 5 Minuten	**154***	**1g***	**36g***	**2g***

*Nährwerte pro Portion

#10 Der Anspruchsvolle Nr.4

Zutaten: (3 Portionen)

- 5 Blätter Grünkohl
- 2 Bananen
- 1 Mango
- 1 Granatapfel
- ½ Bund Petersilie
- 1 Handvoll Spinat
- 2 EL Zitronensaft
- 50ml Milch (fettarm)

Zubereitung:

- Grünkohl, Mango, Granatapfel und Petersilie waschen und bei Bedarf in grobe Stücke schneiden.
- Alle Zutaten in den Mixer geben und fertig.

Zubereitungszeit	Kalorien	Fett	Kohlenhydrate	Eiweiß
< 5 Minuten	**134***	**1g***	**28g***	**3g***

*Nährwerte pro Portion

#11 Der Anspruchsvolle Nr.5

Zutaten: (2Potionen)

- 1 Artischocke
- 1 Gurke
- 1 Handvoll Brombeeren
- 1 TL Chia Samen
- 2EL Zitronensaft
- 300ml Mandelmilch
- Kiwi

Zubereitung:

- Artischocke, Äpfel, Kiwi und Grünkohl waschen und in Stücke schneiden.
- Alle Zutaten in den Mixer geben und das war`s.

Zubereitungszeit	Kalorien	Fett	Kohlenhydrate	Eiweiß
< 5 Minuten	**113***	**4g***	**16g***	**4g***

*Nährwerte pro Portion

#12 Der Minzige

Zutaten: (2Portionen)

- 10 Minzblätter
- Eine Hand Brennnesselblätter
- 1 Apfel
- 100ml Wasser
- 1 Mandarine
- Eiswürfel
- Eine halbe Avocado
- 1 Teelöffel Gerstengras Pulver

Zubereitung:

- Wasche Obst, Salat, Brennnessel- und Minzblätter.
- Schäle anschließend die Mandarine und Avocado und schneide alles in grobe Stückchen.
- Alle Zutaten in den Mixer geben und fertig.

Zubereitungszeit	Kalorien	Fett	Kohlenhydrate	Eiweiß
< 5 Minuten	**130***	**4g***	**14g***	**2g***

*Nährwerte pro Portion

13 Der Süße

Zutaten: (1 Portion)

- Spinat (2 Hände voll)

- Limettensaft (2-3EL)

- 1 Birne

- ½ Avocado

- 150g Joghurt (fettarm)

Zubereitung:

- Die Avocado mit der Birne waschen und in kleine Stück schneiden. Alle Zutaten in den Mixer geben und fertig ist der Süße.

Zubereitungszeit	Kalorien	Fett	Kohlenhydrate	Eiweiß
< 5 Minuten	**283***	**11g***	**36g***	**10g***

*Nährwerte pro Portion

#14 Der Apfel Zimt Smoothie

Zutaten: (1 Portion)

- 100ml Zitronenwasser
- 1 Apfel
- 50g Mandeln (gemahlen)
- 1 TL Zimt

Zubereitung:

- Den Apfel waschen, in Stücke schneiden und alle Zutaten in den Mixer geben.

Zubereitungszeit	Kalorien	Fett	Kohlenhydrate	Eiweiß
< 5 Minuten	**388***	**27g***	**21g***	**12g***

*Nährwerte pro Portion

#15 Der für die Haut

Zutaten: (2 Portionen)

- 2 Kakis
- 1 Stange Sellerie
- 1 Handvoll Spinat
- 1 Mandarine
- 100ml Jogurt (fettarm)
- 20g Walnüsse

Zubereitung:

- Gurke, Apfel, Avocado und Sellerie waschen und in kleine Stücke schneiden.

Zubereitungszeit	Kalorien	Fett	Kohlenhydrate	Eiweiß
< 5 Minuten	**205***	**8g***	**27g***	**6g***

*Nährwerte pro Portion

#16 Der „Orangene“

Zutaten: (1 Portion)

- 1 Orange
- 1 Stange Sellerie
- 200ml Wasser
- Gerstengraspulver
- 1 Apfel

Zubereitung:

- Apfel, Sellerie und Orange waschen.
- Orange schälen und alles in den Mixer geben.

Zubereitungszeit	Kalorien	Fett	Kohlenhydrate	Eiweiß
< 5 Minuten	**128***	**1g***	**27g***	**2g***

*Nährwerte pro Portion

#17 Der Kuba Smoothie

Zutaten: (1 Portion)

- 5 Handvoll Kuba-Spinat (Auch Postelein oder Gewöhnliches Tellerkraut genannt)

- 1 Maracuja

- 2 Bananen

- 100ml Kokosmilch

Zubereitung:

- Schäle die Bananen und gib sie zusammen mit allen anderen Zutaten in den Mixer.

Zubereitungszeit	Kalorien	Fett	Kohlenhydrate	Eiweiß
< 5 Minuten	**225***	**1g***	**47g***	**5g***

*Nährwerte pro Portion

#18 Der Kohlige

Zutaten: (1 Portion)

- 5 Blätter Schwarzkohl
- 10 Blätter Grünkohl
- 1 Handvoll Spinat
- 1 Avocado
- 1 Kiwi
- 100ml Zitronenwasser

Zubereitung:

- Wasche Sellerie, Schwarzkohl, Grünkohl und Avocado.
- Schneide dann die Sellerie in passende Stücke und gib alle Zutaten in den Mixer.

Zubereitungszeit	Kalorien	Fett	Kohlenhydrate	Eiweiß
< 5 Minuten	**198***	**10g***	**19g***	**9g***

*Nährwerte pro Portion

#19 Der Kiwi Smoothie

Zutaten: (1Portion)

- 2 Kiwi
- 1 Apfel
- 100ml Orangensaft

Zubereitung:

- Schäle zuerst die Kiwi und schneide sie anschließend zusammen mit dem Apfel in kleine Stücke.
- Gebe dann alle Zutaten in den Mixer und fertig.

Zubereitungszeit	Kalorien	Fett	Kohlenhydrate	Eiweiß
< 5 Minuten	**160***	**1g***	**34g***	**2g***

*Nährwerte pro Portion

#20 Der Brennende

Zutaten: (1 Portion)

- 2 Hände voll Brenneseln

- 1 Scheibe Ananas

- 200ml Wasser

- ¼ Zitrone

- 2EL Spirulina Pulver

Zubereitung:

- Schneide eine Scheibe aus einer Ananas heraus und gib sie zusammen mit den anderen Zutaten in den Mixer.

Zubereitungszeit	Kalorien	Fett	Kohlenhydrate	Eiweiß
< 5 Minuten	**156***	**2g***	**20g***	**12g***

*Nährwerte pro Portion

Gratis Buchinhalt „23 simple Abnehmtipps“ - Einleitung

Wie man Fett verbrennt weiß mittlerweile fast jeder. Und das ist auch gut so!

Letztendlich ist die Formel auch kein Hexenwerk. Wir müssen ganz einfach mehr Kalorien am Tag verbrennen, als wir zu uns nehmen. Wenn wir noch ein bisschen mehr auf unsere Gesundheit achten wollen, dann geht es weiterhin noch darum, möglichst hochwertige Lebensmittel zu sich zu nehmen. Sobald das der Fall ist, ist es ohnehin kaum möglich, im übermäßigen Maße zuzunehmen, da unser Körper jegliche Regulierungen zu 100% vornehmen kann. Dazu zählt in Bezug auf die Fettverbrennung:

- Hunger- und Appetitgefühl
- Effiziente Verwertung unser Nahrung
- Verbesserung unserer allgemeinen Stimmung
- Leistungsfähigkeit (mehr Drang, sich zu bewegen)
- Die schnellere Verbrennung von bestehenden Fettzellen

Das führt uns zum Grundsatz:

Man muss nicht unbedingt viel weniger essen, bloß besser! Denn das führt zwangsläufig dazu, dass man automatisch nicht mehr und nicht weniger isst, als man benötigt.

Klingt einfach, oder?

Leider haben trotzdem unglaublich viele Menschen Probleme damit, bei der Gewichtsreduktion erfolgreich zu sein.

Ich stelle dir deshalb die 23 besten Tipps und Tricks vor, die meiner Meinung nach, den Unterschied zwischen Abnehm-Erfolg und Abnehm-Misserfolg machen.

23 Tipps, die es dir erleichtern werden, in kurzer Zeit, gesund abzunehmen und gleichzeitig ein solides Wunschgewicht-Fundament aufzubauen.

Ich bin mir sicher, du wirst schon einige davon kennen, aber es wird auch viele geben, die Neu für dich sein werden.
Abnehmen sollte immer eine ganzheitliche Sache sein. Daher ist es für dich von Vorteil, wenn du in Zukunft alle 23 Tipps in Einklang bringst und jeden davon so gut es geht, umsetzt. Wenn du all die Tipps in einem angemessenen Maße anwendest, wirst du garantiert Erfolg haben!

Lass mich dir nun die 23 Abnehm-Erfolgstipps vorstellen.

Auf eine erfolgreiche Zukunft.

Suna Heyan!

#1. Muskelzellen – Der Fatburner Nr. 1

Unser Körper besteht aus Millionen von Zellen, die allesamt ganz verschiedene Aufgaben haben. Die verschiedenen Funktionen der Zellen sorgen auch dafür, dass jede Zelle verschieden viel Energie benötigt.

Muskelzellen sind jene Zellen, die in der Lage sind, am meisten Fettzellen zu verbrennen.

Dies solltest du dir zu nutzen machen, indem du Krafttraining betreibst, um Muskelzellen aufzubauen und dadurch die Fettverbrennung zusätzlich anzuheizen. Einfach nur einer Diät zu vertrauen und sich eventuell sogar herunter zu hungern ist weitaus weniger effektiv – wenn nicht sogar kontraproduktiv.
Wenn man nämlich seinen Energieverbrauch (durch Muskelzellen) erhöht, kann man auch abnehmen, ohne zu hungern! Hat man die Muskelmasse einmal aufgebaut, muss man diese nur noch durch regelmäßiges Training halten und kann bzw. muss gleichviel oder mehr Energie bereitstellen.

Ab dem Zeitpunkt, an dem deine Muskelzellen anfangen, sich zu vermehren, kannst du auch mehr Essen, ohne deinen absoluten Kalorienbedarf zu überschreiten. Allerdings erst dann, wenn sich tatsächlich Muskeln gebildet haben!

Das Ziel sollte also sein, so viel Muskelmasse wie möglich aufzubauen. Dies schafft man am effektivsten, indem man alle Muskelgruppen trainiert (und nicht nur die Oberarme!).

Das gilt natürlich nur insofern, wie man „richtig viel Muskelmasse" aufbauen möchte. Als Frau oder als schlanker Ausdauerathlet kann zu viel Muskelmasse hinderlich sein. Hier ist es natürlich umso wichtiger, dass man das Verhältnis zwischen Muskel- und Fettzelle zu Gunsten der Muskelzellen reguliert, ohne extrem viel Muskelmasse aufzubauen. Solange das Verhältnis zwischen Muskel- und Fettzelle stimmt, wird es für dich ein leichtes Spiel sein, dauerhaft ohne Hüftspeck auszukommen.

Alle Muskelgruppen kann man am besten durch ein Ganzkörpertraining trainieren, welches aus einer Vielzahl von Übungen bestehen kann. Die besten Grundübungen, welche mehrere Gelenke und Muskelgruppen bei ihrer Ausführung beanspruchen, sind folgende:

Bankdrücken, Kniebeugen, Schulterdrücken, Kreuzheben, Klimmzüge, Rudern und Dips.

All diese Übungen sind für Anfänger im Kraftsport sehr wichtig, um eine Grundstabilität zu gewährleisten, um anschließend durch weiterführende Übungen mit einer höheren Intensität zu trainieren.

Wer mehr zu diesem Thema erfahren möchte, sollte sich nochmal speziell mit dem Ganzkörpertraining auseinandersetzen. Mehr Informationen würden den Rahmen dieses Buches sprengen.

#2. Ballaststoffe

Damit du nicht nur Fett abnehmen kannst, sondern auch eine wohltuende Verdauung hast, sind Ballaststoffe wichtiger Bestandteil einer ausgewogenen Ernährung. Wenn wir uns gesund und vielseitig mit jeder Menge guten Kohlenhydraten versorgen, wird die Ballaststoffzufuhr kein Problem darstellen.

Lass uns trotzdem noch einmal genauer darauf eingehen.

Ballaststoffe sind Teile von Lebensmittel, die unser Verdauungssystem nicht aufspalten kann. Von unseren Zähnen werden sie zwar noch zerkaut, doch weder im Magen, noch im Darm, können sie in Energie für den Körper umgewandelt werden. Sie werden einfach durchbefördert. Genau darin liegt der große Vorteil!

Sie werden nämlich so, wie sie sind, in Form von Stuhlgang ausgeschieden. Dadurch reinigen sie unseren Darm und nehmen tiefsitzende Abfallstoffe mit sich und transportieren sie aus unserem Verdauungssystem. Ballaststoffe machen also den Weg frei und sorgen dafür, dass unsere Darmwände nicht blockiert sind, wenn wir neue Nahrung zu uns nehmen.

(Blockierte und verschleimte Darmwände sind unter anderem ein Grund dafür, wenn wir jede Menge essen und nicht satt werden oder nicht zunehmen, dafür aber einen aufgeblähten Bauch haben.)

Es ist äußerst wichtig, dass wir Ballaststoffe zu uns nehmen, denn sonst wäre das Risiko durch Verstopfungen oder Nährstoffmangel extrem groß.

Manche Menschen haben bis zu 12 Kilogramm reinen Verdauungsmüll im Darm! Ein Großteil des Übergewichts rührt daher in den meisten Fällen auch von einem vollgestopften Darm.

Ballaststoffe machen satt

Neben der entschlackenden und damit lebenswichtigen, sowie gewichtsreduzierenden Wirkung machen Ballaststoffe sehr gut satt. Sie geben uns ein angenehmes Füllegefühl im Magen und verhindern somit, dass wir über unseren Hunger hinaus essen.

Ballaststoffe befinden sich u. a. in den Schalen von:

- Vollkorngetreide und braunem Reis

- Hülsenfrüchten

- Saaten wie Hanfsamen, Chiasamen oder Kürbiskernen

- Obst und Gemüse

#3. Kenne dein Warum

Den meisten Menschen fehlt schlichtweg die Disziplin bzw. die Motivation, um erfolgreich an ihrem Körper zu arbeiten. Deshalb möchte ich hier auf die wohl wichtigste Sache beim Thema Abnehmen eingehen: Die Motivation.

Ohne Motivation helfen dir die besten Ernährungstricks von den renommiertesten Abnehm-Experten rein gar nichts!

Es gibt sehr, sehr, sehr wenige Menschen, die sich dauerhaft für etwas motivieren können. Oft geht etwas die ersten ein, zwei Wochen gut, aber irgendwann kommt der Punkt, an dem man keinen Grund mehr sieht, weiter zu machen.

Das liegt ganz einfach daran, dass man wirkliche Freude an dem haben muss, was man tut. Man muss eine enorme Leidenschaft dafür haben und innerlich dafür brennen! Hast du gehört? Innerlich!

Es geht nicht darum, dass du das tust, was andere von außen von dir verlangen. Du verbrennst Fett nicht für andere Menschen, sondern nur für dich ganz allein. Nur wenn du dir dessen bewusst bist, dass du letztendlich alles nur für dich ganz allein tust, wirst du Spaß an dem finden, was du tust. Und du wirst das sein lassen, was dir nicht gefällt.

Daher ist es auch ratsam, dass du dir eine Sportart suchst, die dir gefällt – das macht es um einiges einfacher für dich, den inneren Schweinehund zu überwinden.

Beschäftigt man sich etwas mit erfolgreichen Persönlichkeiten, wie Bill Gates, Steve Jobs oder Arnold Schwarzenegger, dann fällt einem eine Sache auf:

Sie haben geliebt was sie getan haben. Sie haben ihre Leidenschaft zum Beruf gemacht und nur so konnten sie dauerhaft motiviert und diszipliniert an ihren Zielen arbeiten.

Es gibt dazu ein tolles Zitat von Steve Jobs, welches sich eher auf die Arbeitswelt bezieht, aber meiner Meinung nach dennoch extrem wichtig ist, um dauerhaft motiviert zu bleiben:

„The only way to do great work is to love what you do.“

Natürlich heißt das nicht, dass du es lieben musst ins Fitnessstudio zu gehen oder auf die Tafel Schokolade zu verzichten. Natürlich kannst du es hassen. Aber du musst wissen, warum du etwas tust, was du eigentlich hasst. Denn nur dann wirst du dazu in der Lage sein, etwas durchzuziehen, obwohl du es im ersten Moment nicht möchtest.

Du musst das Ziel lieben.

Bevor du mit irgendetwas anfängst, frag dich zuerst „warum?“. Egal ob du Abnehmen willst oder mehr Geld verdienen möchtest. Egal ob du erfolgreicher im Umgang mit Menschen sein willst oder ob du ein Six Pack möchtest.

Du musst wissen warum. Ansonsten wirst du mit Sicherheit nicht das erreichen, wozu du eigentlich in der Lage wärst!

Du solltest deshalb tief in dich hineingehen und dich fragen, warum du Abnehmen solltest. Hierbei reicht es nicht zu sagen, dass man abnehmen möchte, weil man ein Six-Pack möchte. Man muss die Vorteile und persönliche Wünsche herausarbeiten und aufschreiben! Wer sein Warum aufschreibt, kann es sich jederzeit wieder ins Gedächtnis rufen und bleibt langfristig motiviert!

#4. Wasser und Grüner Tee

Wenn man davon spricht, wie man effektiv Fett verbrennen kann, reden wir sehr häufig über „fast schon“ irrelevante Themen und vergessen völlig die Basics.

Es nützt dir rein gar nichts, wenn du Sport treibst und Grapefruitsaft trinkst, wenn du nicht deinen Wasserhaushalt dauerhaft aufgefüllt hast.

Wasser ist das wichtigste Element für unseren gesamten Körper. Da ist es nur logisch, das Wasser einen ebenso wichtigen Anteil an der Gewichtsregulierung hat.

Ohne Wasser wirst du niemals Fett verbrennen können. Lass mich dir ein wenig genauer beschreiben, wieso das so ist.

Wasser als Antrieb des Lebens

Wir Menschen bestehen zu knapp 70% aus reinem Wasser. Unsere Zellen, unser Blut, so gut wie alles lebt auf Grundlage von Wasser. Auch unsere Verdauung ist abhängig von ausreichend Wasser.

In erster Instanz sorgt Flüssigkeit im Darm dafür, dass unsere Nahrung gespalten werden kann. Wasser ist somit das Schmiermittel, welches die Nahrung durch die langen Tunnel unserer Verdauung befördert. Würde zu wenig Flüssigkeit vorhanden sein, können die Enzyme nicht an die Nahrung gelangen und es kommt früher oder später zu Verstopfungen.

Daher ist es unglaublich wichtig, vor einer Mahlzeit (ca. 30 Minuten vorher) ausreichend Wasser getrunken zu haben.

Weiterhin ist Wasser Grundbestandteil unseres Blutes. Sind wir dehydriert, wird unser Blut dickflüssiger und kommt somit schwerfälliger durch unsere Adern und Arterien. Schwerfälliges Blut führt letztendlich zu einem langsamen Stoffwechsel, also zu Trägheit und zu Konzentrationsschwächen.

Unsere Nährstoffe können nicht zeitgerecht an die Organe und Zellen gelangen und wir gehen in den Energiesparmodus über.

Versuche daher, möglichst viel Wasser am Tag zu trinken. Minimum sind 3 Liter, optimal wären sogar 1 Liter pro 20 Kg Körpergewicht.

Grüner Tee für erhöhten Stoffwechsel

Wenn du nicht immer nur Wasser trinken möchtest, ist Grüner Tee eine wunderbare Alternative. Zwar solltest du nicht durchgehend und ausschließlich grünen Tee trinken, doch 2-3 Tassen am Tag können eine äußerst heilsame Wirkung mit sich bringen.

Der erste Vorteil von Grünem Tee ist die Anregung des Stoffwechsels. Gewisse Enzyme sorgen dafür, dass deine Nahrung besser verdaut werden kann und direkt ins Blut transportiert wird. Dadurch, dass du Grünen Tee zu dir nimmst, erhöht sich natürlich auch der Wasserhaushalt und dein Blut wird verdünnt, sodass es die Nährstoffe besser durch den Körper fließen lassen kann. Du wirst fitter und leistungsfähiger.

Als Zweites sind die enthaltenen Bitterstoffe hervorzuheben, die sich sehr wohltuend auf die Leber auswirken und darüber hinaus sogar Heißhungerattacken mildern.

Der dritte wunderbare Vorteil ist die entwässernde Fähigkeit. Haben wir im Körper zu viel Salz aufgenommen, kann es sein, dass die Zellen sich mit zu viel Wasser vollsaugen. Das kann sich gerne man in 2-3 Kilogramm mehr auf der Waage auswirken. Daher ist es wichtig, den Körper immer wieder zu entwässern, sodass er frisches Wasser besser aufnehmen kann. Außerdem kannst du durch die reine Entwässerung bis zu 3 Kilogramm ganz schnell abnehmen.

Was nicht heißen soll, dass du ausschließlich entwässern sollst, denn dann wird, wie oben beschrieben, dein ganzes Verdauungssystem gestört und du nimmst kein Wasser zu, sondern Fett.

Da der Körper in erster Linie klares, gefiltertes und stilles Wasser benötigt, solltest du Grünen Tee nur als Ergänzung sehen!

#5. Salat vor dem Essen

Du hast richtig Hunger? Du kannst es meist gar nicht abwarten, bis eine deftige Portion vor dir steht?

Das ist nur allzu verständlich. Unser Körper dürstet natürlich nach Kraftstoff in Form von Kalorien.

Doch wenn wir unseren Körper einen wirklichen Gefallen tun wollen, dann sollten wir nicht nur die Menge, sondern auch die Qualität der Kalorien beachten. Wenn wir beispielsweise zum Mittag nur einen vollen Teller Pasta essen bis wir total satt sind, kann das zwar im ersten Moment ganz befriedigend sein...

... Doch hinterher sind wir meist müde und wundern uns, warum wir am Ende des Monats wieder ein paar Kilogramm an Fett zugenommen haben.

Unser Körper arbeitet mit allerhand Ressourcen. Manche davon kann er selbst herstellen, andere muss er durch die Nahrung bekommen.

Die wichtigsten Ressourcen, die wir unseren Körper geben können, sind Vitamine und Mineralstoffe. Sie sorgen nämlich letztendlich dafür, dass all unsere Kalorien auch richtig verwertet werden.

Ferner regulieren sie unser Hunger- und Appetitgefühl, sodass wir weniger Essen wollen.

Daher ist ein Salat etwa 15-30 Minuten vor dem Essen optimal. Er versorgt uns mit leicht verdaulicher Energie, sowie mit vielen Vitalstoffen. Unser Hunger wird gezügelt und unsere große Mahlzeit kann viel besser verwertet werden (also in direkte Energie umgewandelt werden und nicht in Fettspeicher).

Man kann den Salat also entweder vor der Mahlzeit essen, um zu verhindern, dass man sich unnötig den Bauch vollschlägt oder man kann ihn zwischendurch zu sich nehmen, um gegen Heißhunger anzukämpfen.

#6. Die guten Kohlenhydrate

Kohlenhydrate werden leider allzu oft verteufelt. Sie sollen angeblich dick und dumm (wie Brot) machen.

Doch auch hier müssen wir berücksichtigen, dass immerzu die Qualität der Kohlenhydrate den Unterschied macht. Wer die richtigen Kohlenhydrate auf seinem Teller hat, wird kaum mit Übergewicht und Heißhungerattacken zu kämpfen haben.

Im groben unterscheidet man zwischen einfachen und komplexen Kohlenhydraten.

Komplexe Kohlenhydrate (die guten Kohlenhydrate)

Die komplexen Kohlenhydrate sind Mehrfachzucker, welche aufgrund ihrer Molekülstruktur erst im Dünndarm aufgespalten werden können. Das Ergebnis ist, dass der Blutzuckerspiegel nicht so schnell steigen kann und über längere Zeit konstant bleibt. So erleben wir zwar keinen Energie- bzw. Zuckerschock, dafür bekommen wir aber über mehrere Stunden gleichbleibende Energie geliefert, die notwendig für unsere Muskelaktivität und für unsere Gehirnleistung ist.

Einfach gesagt: Komplexe Kohlenhydrate = Gut, weil sie für ein längeres Sättigungsgefühl sorgen.

Du findest sie in Lebensmitteln wie:

- Gemüse und Obst

- Brauner Reis

- Vollkorngetreide (auch Brot)

Einfache Kohlenhydrate (die schlechten Kohlenhydrate)

Einfache Kohlenhydrate sind nicht so komplex und gehen dementsprechend schneller ins Blut über. Wir sind plötzlich hellwach und können Bäume ausreißen – allerdings nur für kurze Zeit, denn anschließend fallen wir in ein Energieloch und unsere kognitiven Fähigkeiten nehmen ab (Daher auch die These, dass schlechte Kohlenhydrate dumm machen).

Dies kommt daher, dass es zu einer schnellen und hohen Insulinausschüttung kommt. Dieses Insulin senkt den Blutzucker dann abrupt und es kommt erneut zum Heißhunger.

Man sollte seinem Körper also solche Nahrung zuführen, für dessen Zersetzung er lange braucht. Unbedingt verzichten sollte man auf industriell verarbeitete Kohlenhydrate wie zum Beispiel Zucker und Weißmehl. Sie haben eine sehr geringe Nähstoffdichte und werden deshalb oft „leere Kalorien“ genannt. Ihre hohe

Energiedichte sorgt letztendlich dafür, dass du Fett ansetzt, weil der Körper keine anderen Ressourcen mitgeliefert bekommt, um die „leeren Kalorien" in brennbare Energie umzuwandeln.

Da der Körper Energie aber nur ungerne einfach wegschmeißt, lagert er sie lieber als Fettdepot ab.

Interessant ist auch, dass schlechte Kohlenhydrate in keinem einzigen Naturprodukt zu finden sind. Sie sind immerzu industriell verarbeitet und von seinen ursprünglichen Lebensmitteln getrennt (Zucker von der Zuckerrübe, Weißmehl von den Schalen usw.)

Du bist also immer auf der sicheren Seite, wenn du naturbelassene Produkte zu dir nimmst.

#7. Nicht hungern!

Viele Menschen, die sich das Ziel vornehmen, Fett zu verbrennen, verfallen schnell den Aktionismus. Alles, was etwas mit Genuss oder allgemein mit Essen zu tun hat, wird ignoriert.

Es wird gehungert!

Das wird auch funktionieren. So kannst du in recht kurzer Zeit beachtliche Erfolge auf der Waage verbuchen. Und du wirst dich glücklich fühlen. Doch es ist nur dein Ego, welches sich glücklich fühlt. Dein Körper weint und weint.

Denn er wurde tage, vielleicht sogar wochenlang ignoriert und wird zurückschlagen!

Sobald du dein Ziel erreicht hast, wirst du dich ein wenig auf deinen Lorbeeren ausruhen und dir das ein oder andere leckere Mahl gönnen. Und jetzt setzt du eine Lawine in Gang. Plötzlich werden in deinen Körper all die Rezeptoren befriedigt, die solange ignoriert und unterdrückt wurden.

Zucker, Fett, Fast Food. Ja sogar normale deftige Gerichte können den Stein ins Rollen bringen, weil du deinem Körper wieder ein Gefühl gibst, welches du ihn so lange verwehrt hast.

Nun beginnt der Jojo-Effekt und er wird härter zuschlagen, als du es dir vorstellen kannst. Wenn der Körper wieder die Oberhand nimmt und damit beginnt, dein Bewusstsein zu kontrollieren bzw. zu umgehen, wirst du nicht daran denken, Kalorien zu zählen. Du wirst nicht daran denken, dass die Pizza eigentlich nicht gut für dein Gewicht ist...

... Du wirst die denken: „Ach das kleine Stück Torte wird mir jetzt nicht mehr schaden."

Die biologische Erklärung, weshalb hungern nicht gut ist

Unser Körper ist nicht dazu ausgelegt, lange Hungerperioden zu durchstehen. Kurze Zeiten, wie halbe Tage sind völlig normal, aber alles, was darüber hinausgeht, sollte möglichst kontrolliert durchgeführt werden (wie etwa beim Fasten).

Wenn unser Körper übermäßig lange hungert, beginnt er natürlich an seinen eigenen Speichern zu zehren. Das ist erst einmal gut, doch sobald die lange Hungerphase vorüber ist, wird der Körper die Nahrung, die er bekommt, noch viel intensiver einlagern und in Fettspeicher umwandeln. Er denkt sich: Bevor ich wieder in so eine Hungerperiode gelange, hau ich mir lieber doppelt so viel rein und lagere noch mehr Fett.

Warum? Unser Körper ist extrem schlau und bereitet sich auf diese Weise auf die nächste Hungerperiode vor. So kann er länger überleben (im Ernstfall), doch unser Ziel, Fett langfristig abzunehmen bleibt auf der Strecke.

Versuche bitte niemals, die Intelligenz deines Körpers außer Kraft zu setzen. Das wird immer schlecht für dich enden.

Langsames, konstantes Abnehmen ist der Schlüssel

Damit du lange etwas von deinem hart erkämpften Traumgewicht etwas haben kannst, solltest du eine gute Grundlage schaffen. Das heißt, dass das Übel an der Wurzel gepackt werden muss. Es muss nämlich das Verlangen nach ungesundem, übermäßigem Essen langsam und Schritt für Schritt abtrainiert werden.

Das geschieht zunächst auf der Erkenntnisebene, indem wir ganz genau analysieren, weshalb wir so viel und so schlecht essen (meist hat das psychische und emotionale Hintergründe). In zweiter Instanz geht es darum, dem Körper langsam zu zeigen, dass er all das übermäßige, schlechte Essen nicht braucht und dass es ihn besser geht, wenn er qualitative Nahrung bekommt. Das geht aber nur, wenn es langsam passiert und wir nach und nach neue Gewohnheiten einbauen, um alte (schlechte Gewohnheiten) abzulegen.

#8. Citrusfrüchte auf leeren Magen essen

Citrusfrüchte sind wunderbar gesunde Früchte. Viel Vitamin C sorgt dafür, dass wir unsere Mahlzeiten optimal verdauen und durch die Blutbahnen transportieren können. Zudem regulieren sie unser Hungergefühl und wirken wahre Wunder bei unserer Entgiftung. Detox ist das Stichwort!

Direkt morgens nach dem Aufwachen oder noch einmal vor dem Frühstück kann ein Glas Zitronenwasser oder frisch gepresster Orangensaft sehr erfrischend und gesund sein. Ebenfalls sehr angenehm ist die abführende Wirkung. Wer morgens Probleme hat, sein „Geschäft" zu erledigen, kann mit einem Glas frischem Zitronenwasser ein wenig Abhilfe leisten und somit den Verdauungsvorgang unterstützen.

(Tipp: Zitrone mit heißem Wasser und Ingwer ist köstlich und gleich doppelt so gesund!)

Neben der Verdauung haben frische Citrussäfte auf leeren Magen einen belebenden und verjüngenden Effekt für unsere Haut. Wenn das mal nicht ein zusätzlicher Grund ist?

Ganz besonders speziell, sind Grapefruitsäfte. Sie regulieren den Blutzuckerspiegel, indem sie ein rasantes Ansteigen verhindert. Außerdem sind sie reich an Vitamin C und anderen Stoffen, die den Stoffwechsel anregen. Die enthaltenen Substanzen (Amine) erhöhen außerdem den Energieumsatz und reagieren positiv auf Adrenalin und Noradrenalin.

Laut Studien hat der Saft die größte Wirkung nach der Mahlzeit, aber auch vor dem Essen ist dieser sehr hilfreich, da die Probanden, welche ein Glas Grapefruitsaft getrunken haben weniger Hunger hatten als jene, die nur ein Glas Wasser zu sich genommen haben.

#9. Sünde: Alkohol

Dass Bier dick macht, wissen die meisten zum Glück schon. Aber dass Alkohol nach Fett (9g/1g) der kalorienreichste Nährstoff mit 7g/1g ist, wissen leider nur die Wenigsten.

Das schlimmste ist aber, dass Alkohol nebenbei auch die Fettverbrennung stoppt, weil unser Körper den Alkohol sofort ins Blut leitet ohne diesen noch, wie bei den vorhin beschriebenen komplexen Kohlenhydrate, umwandeln zu müssen.

Ein weiterer Nachteil ist, dass Alkohol, insbesondere Bier extremen Appetit verursacht. Ein Bier gepaart mit ungesundem Essen führt schließlich nicht umsonst enorm schnell zu einem Bierbauch!

Alkoholtipps

Wer aber nicht auf den „gesellschaftlichen" Alkoholkonsum verzichten kann, beziehungsweise möchte, der hat hier einige Tipps:

Wenn du weißt, dass du heute Abend etwas trinken gehen wirst, dann iss davor Proteine und Gemüse zum Abendessen. Du wirst nämlich viele leere Kalorien über den Alkohol aufnehmen welche mit Nährstoffreichem Gemüse und Proteinen keine ganz so dramatischen Folgen haben werden.

Wenn du nicht auf dein Bier verzichten kannst, dann versuch es mal mit ein zwei dunklen Bieren statt vier hellen. Dunkles Bier stellt dem Körper etwas mehr Nährstoffe zur Verfügung und geht nicht so leicht runter wie helle Biere.

Rotwein ist die bessere Wahl

Wenn du die Wahl hast, dann wähle den Rotwein, da dieser die meisten Antioxidantien und verhältnismäßig wenig Kohlenhydrate enthält. Außerdem ist ein Glas Rotwein am Abend besonders gut, für die Bildung unserer roten Blutkörperchen. Sie stärken unser Immunsystem und reinigen unsere Arterien.

Es sollte allerdings bei einem Glas bleiben.

Noch ein paar Worte zum Alkohol

Letztendlich sprechen wir bei Alkohol immer über ein hochtoxisches Nervengift, welches unsere Nerven, sowie unsere Synapsen empfindlich angreift! Aber einmal in der Woche kann man doch ruhig mal ordentlich feiern gehen, oder? Leider nicht, denn wenn du denkst, dass es nach einer durchzechten Nacht mit anschließendem Kater getan ist, liegst du falsch:

Die Schäden des Nervengifts hallen noch bis zu 14 Tagen nach. Informationen zwischen Gehirn und Körper werden gebremst und unser Körper wird mal um mal leistungsunfähiger. Auch die Bildung von neuen Muskelzellen wird dramatisch abgebremst.

Überlege dir also in Zukunft gut, ob und wie viel Alkohol du trinken möchtest.

Im Folgenden eine kleine Übersicht über die Inhalte alkoholischer Getränke:

500ml Bier (5%) - 19,5g Alkohol – 17g Kohlenhydrate – 240kcal

150ml Sekt (10%) - 15g Alkohol – 7,5g Kohlenhydrate – 140kcal

20ml Schnaps (40%) - 6,2g Alkohol – 0g Kohlenhydrate – 45kcal

20ml Likör (30%) - 4,8g Alkohol – 4,8g Kohlenhydrate – 50kcal

200ml Wein (trocken& 12%) 18,7g Alkohol – 1g Kohlenhydrate – 140kcal

200ml Wein (lieblich% 12%) 18,7g Alkohol – 4g Kohlenhydrate - 150kcal

#10. Optimales Mahlzeit Timing

Unser Körper folgt einer ganz bestimmten inneren Uhr, die von dem biologischen Rhythmus vorbestimmt wird. Der Auf- und Untergang der Sonne spielt dabei die wichtigste Rolle.

Wenn wir uns dieser inneren Uhr nicht bewusst sind und ihr zuwider handeln, indem wir beispielsweise zu den falschen Zeiten essen, kann das unglückliche Folgen haben.

Konzentrieren wir uns in diesem Buch gezielt auf den Teil, der wichtig zum Abnehmen ist.

Morgens reinigen

Für viele von uns beginnt der Tag früh morgens. Schnell wird sich ein Frühstück zubereitet und im schlechtesten Fall einfach heruntergeschlungen. Noch ein Kaffee dazu und es kann losgehen.

Leider ist das weder für unsere Verdauung, noch für unseren gesamten Organismus besonders gut.

Am Morgen ist der Körper nämlich noch sehr damit beschäftigt, sich zu entgiften. Gerade in der Nacht produzieren wir sehr viele Abfallstoffe, die morgens möglichst gründlich aus unseren Organismus gespült werden müssen. Daher laufen Leber und Nieren auf Hochtouren, während der Darm und der Magen Pause haben.

Daher ist es ganz wichtig, dass wir morgens nicht direkt nach dem Aufstehen frühstücken, sondern zuallererst ganz viel trinken. Am besten ist es, wenn wir sogar bis knapp 10 Uhr warten, bis wir die erste große Mahlzeit eingenommen haben. Bis dahin sollten wir nur Wasser trinken oder höchstens mal eine Frucht zu uns nehmen, um ein wenig Energie zu bekommen.

Ab 11 Uhr ist die Entgiftung zunächst einmal abgeschlossen und der Körper fährt die Verdauungsorgane hoch. Daher haben die meisten Menschen direkt nach dem Aufstehen auch eigentlich gar keinen Hunger.

Abends herunterfahren

In der Zeit von 11-17 Uhr können wir ruhig so essen, wie es uns lieb ist. Dabei ist allerdings zu berücksichtigen, dass das Frühstück sehr üppig ausfallen darf. Iss dich ruhig richtig satt, denn das zügelt deinen Heißhunger im Laufe des Tages.

Die letzte Mahlzeit des Tages sollten wir möglichst um 18 Uhr, spätestens aber 3 Stunden vor dem Zubettgehen eingenommen haben. Sie sollte sehr protein- und fettreich sein, da beide Nährstoffe in der Nacht dafür sorgen, dass neue Muskelzellen gebildet werden und dass die Hormonproduktion reguliert wird.

Abends fährt der Körper nämlich die Verdauungsorgane herunter und konzentriert sich wieder auf die Entgiftung. Wenn wir dann aber spät am Abend noch eine große Portion mit Nudeln, Reis oder Fleisch zu uns nehmen, wird der Körper ohnehin kaum Verwertung für die Energie finden (da wir nachts meistens schlafen) und sie nur unter Widerwillen verdauen. Das kostet uns Energie und es geht einiges an Schlafqualität verloren. Als Folge davon werden wir müde, träge und nehmen immer mehr zu, weil wir den Verdauungsrhythmus empfindlich stören.

Wenn du abends immerzu Hunger hast, solltest du nur leichte Kost in Form von Gemüse zu dir nehmen.

#11. Koffein Kick

Koffein sollte zwar nicht zum Dauernahrungsmittel werden, dennoch kann es im Kampf gegen überschüssige Fettpolster dein Freund und Verbündeter sein.

Koffein regt den Stoffwechsel an und kann somit eine schnelle Fettverbrennung begünstigen. Außerdem wird die Wärmeproduktion erhöht, was ebenfalls mehr Energie verbraucht.

Effektiver wird die Einnahme von Koffein, dann wenn du sie in Intervallen durchführst. Beispielsweise kannst du für 6 Monaten jeden Morgen einen Kaffee zu dir nehmen und anschließend 6 Wochen darauf verzichten. Dadurch verhinderst du, dass dein Körper zu einem echten Koffeinschlucker wird und immer mehr davon braucht.

Koffein ist nämlich stark suchtgefährdend.

#12. Besser scharf als süß

Wir Menschen lieben Geschmacksvielfalt.

Und das ist auch gut so, denn unser Geschmack verrät uns ziemlich häufig, was unser Körper gerade benötigt. Wenn wir beispielsweise Heißhunger auf etwas Süßes haben, dann will unser Körper uns im Grunde genommen nur mitteilen, dass er Zucker bzw. schnelle Energie braucht.

Ein anderes tolles Beispiel ist auch die Lust auf Kakao oder Schokolade. Meistens leiden wir unter Magnesiummangel, wenn wir andauernd Lust auf Schokolade haben. Dabei dürstet unser Körper eigentlich nur nach dem gesündesten Bestandteil unserer Schokolade, nämlich dem Kakao. Roher Backkakao ist die magnesiumreichste Nährstoffquelle auf dem Planeten, daher ist Schokolade sogar sehr gut, wenn es sich um dunkle Schokolade handelt.

Wenn es ums Abnehmen geht, sollten wir unsere Geschmackslust allerdings etwas im Griff haben. Es gilt nämlich, dass süße Lebensmittel extrem kalorienreich sind und zusätzlich übermäßig viel Zucker liefern. Zudem wirken süße Geschmacksstoffe wie eine Droge, die sich dem normalen Hungergefühl einfach widersetzen. Wenn wir einmal angefangen haben, Süßes zu essen, werden wir nur schwer aufhören können.

Besser ist es, scharfe Speisen vorzuziehen. Hier erkennen wir nämlich ganz genau, wann wir satt sind und essen nicht über unseren Hunger hinaus. Hinzukommt, dass die scharfmachenden Enzyme in der Nahrung unseren Kreislauf massiv anregen und sogar Kalorien verbrennen.

Bildlich kannst du dir das so vorstellen, dass Feuer deine Fettzellen abbrennen.

Zudem kommt, dass scharfes Essen schweißtreibend und somit entgiftend wirkt. Doch sie sollte möglichst im Rahmen gehalten werden. Zu scharfes Essen kann den Genuss schmälern und sogar zu Herz-Kreislauf-Problemen führen. Chili ist nicht immer nötig. Es reicht, wenn man sein Essen gut mit Pfeffer oder anderen schärfenden Gewürzen verziert und schon hat man einen tollen Effekt für die Fettverbrennung, während man ein Mahl zu sich nimmt.

#13. Regelmäßig kalt duschen

Einer meiner wunderbaren Tipps zum Abnehmen ist die kalte Dusche.

Ja, sie ist unglaublich ekelig und verlangt uns einiges an Durchhaltevermögen und Mut ab. Doch schon nach 30 Sekunden eiskaltem Wasser werden wir belohnt!

Es fühlt sich an, wie eine Wiedergeburt. Das Blut pulsiert, wir atmen schnell und tief und das pulsierende Blut wird mit jeder Menge Sauerstoff versorgt. Ein wunderbares Gefühl.

Das Beste ist aber: Durch den Kälteschock und durch die andauernde Kälte wird unser Körper dazu gezwungen, diese Kälte wieder auszugleichen. Das erfordert jede Menge Energie und regt unseren Kreislauf ungeheuerlich an.

Je kälter und länger, desto mehr Fett wird verbrannt. Am effektivsten ist diese Routine nicht etwa am Morgen (da kannst du natürlich auch kalt duschen gehen), sondern am Abend vor dem Schlafen gehen. Hier ist der Afterburn Effekt am größten und spielt sogar mit in die Regulierung deiner Hormone und in die Entgiftung deiner Zellen.

Ich kann dir nur empfehlen, den Mut zu ergreifen und den Wasserhahn einfach mal schlagartig umzuschwenken und für 3 Minuten eiskalt zu lassen.

Falls das noch eine Nummer zu groß für dich sein wird, kannst du auch erst mal nur deine Beine „einfrieren“ lassen oder eine Wechseldusche machen.

30 Sekunden angenehm heiß – 30 Sekunden eiskalt – 30 Sekunden so heiß es geht – 10 Sekunden eiskalt!

Du wirst dich wie Herkules fühlen!

#14. Wenn schon Fett, dann das richtige!

Körperfett zu reduzieren bedeutet immer, dass man auch ein Blick auf die Zufuhr von Nahrungsfett wirft. So gut wie alle Lebensmittel besitzen wenigstens zum kleinen Teil Fettsäuren. Manche davon sind gut für den Körper, andere wiederum schlecht.

Daher ist es auch nicht möglich pauschal zu sagen, dass Fett fett macht. Im Gegenteil: Die richtigen Fette lassen deine Fettzellen sogar schmelzen und sind an so gut wie allen hormonellen Vorgängen im Körper beteiligt. Ohne gesunde Fette wird es kritisch.

Um es noch eindringlicher zu formulieren: Du brauchst Fett! Und zwar das richtige.

Schlechte Fette

Um abzunehmen, ist es der erste Schritt, die Kohlenhydratzufuhr zu analysieren und auf komplexe Kohlenhydrate umzusteigen. Einfache Kohlenhydrate gilt es zu vermeiden.

Selbiges tun wir beim Fett. Schlechte Fette sind immer tierische Fette oder sogenannte Transfettsäuren (industriell gehärtete Fette wie Butter, Margarine oder stark erhitzte Fette wie beim Braten oder Frittieren).

Folgende Lebensmittel solltest du daher mit Bedacht verzehren oder gänzlich vermeiden:

- Fleisch

- Eier

- Milchprodukte

- Butter und Margarine

- Backwaren

- Süßigkeiten

- Frittiertes

- In Öl gebratenes (Kokosöl ist das einzige Öl, welches nicht toxisch wird, wenn man es erhitzt, du kannst und solltest es sogar als Brat-, Back- oder Kochöl verwenden)

In diesem Maße, wie du diese Lebensmittel streichen wirst, in solch einem Maße wirst du auch an Lebensqualität dazugewinnen. Du wirst fitter und leistungsfähiger – mental und physisch!

Gute Fette

Omega 3 und Omega 6 sind sogenannte essentielle Fettsäuren. Sie sind für unseren Körper überlebenswichtig, da er sie nicht selbst herstellen kann. Darüber hinaus gibt es noch Fettsäuren wie Laurinsäure oder mittelkettiges Triglyzerin, welche ebenfalls wunderbare Eigenschaften auf unseren Organismus haben.

Omega 3 und Omega 6 sind im Begriff unsere Hormonaktivität zu regulieren. Sie können also unsere Energieverwertung, unsere Stimmung, sowie unsere Libido und unsere Kraft aktiv mitbeeinflussen. Hormone sind nämlich der Dreh- und Angelpunkt in unserem Körper. Alle Informationen, die für eine richtige Funktionsweise unseres Körpers wichtig sind, werden durch Hormone weitergeleitet.

Zudem ist es wichtig zu betonen, dass gesunde Fette niemals fett machen. Klar, wenn du sie bis „zum Umfallen" verschlingst, werden auch sie dafür sorgen, dass du zunimmst, dennoch haben sie eine solch hohe Qualität, dass unser Körper gleich etwas damit anzufangen weiß.

Gute Fette findest du unter anderem in:

- Avocados
- Oliven
- Teilweise Fisch (wenn er 100% ökologisch gezüchtet wurde)
- Nüsse
- Saaten wie Chiasamen, Hanfsamen, Sonnenblumenkerne
- Grünes Gemüse

#15. Fertigprodukte – Nein Danke

Au weia! Die guten alten Fertigprodukte. Ihre Beliebtheit wächst in Deutschland unaufhaltsam. Dose auf, ab in die Mikrowelle und rein damit!

Leider sind Fertigprodukte alles andere, als gesund und keineswegs förderlich für die Fettverbrennung.

Meistens liefern sie uns nämlich haufenweise Chemikalien, Geschmacksverstärker und jede Menge Zucker. Und das, was wir noch an potenziellen Energiequellen in Fertignahrung finden, ist völlig seines Ursprungs entfremdet. Keine Vitalstoffe, keine Spurenelemente. Alles leer.

Genauso wirkt sich Fertigessen auch auf unseren Körper aus: Wir fühlen uns leer.

Beim Essen ist noch alles super. Schmecken tut es und der Hunger ist erst einmal vorüber.

Doch die Ernüchterung folgt zugleich.

Stell dir vor, du bekommst ein Geschenk, willst es aufmachen. Du bist schon ganz gespannt, was drin ist und willst dich damit beschäftigen, doch wenn du das Geschenk öffnest, merkst du, dass du bloß einen leeren Karton mit ein bisschen alten Zeitungspapier bekommen hast.

Genauso fühlt sich dein Körper, wenn er Fertignahrung bekommt. Außen Hui, innen Pfui!

Und weil er nicht weiß, was er mit all der leeren Energie machen soll, lagert er sie einfach in Fettzellen ein. Und anschließend bekommst du wieder Hunger, weil die wirklich wertvolle Energie fehlt.

Lass die Fertigprodukte weg und du wirst einen rasanten Anstieg von Fitness und geistiger Klarheit verspüren.

#16. Eiweiß

Wir hatten bereits die Kohlenhydrate und das Fett. Nun sollen die Proteine drankommen. Diese sind nämlich ebenso gleichwertiger Bestandteil einer ausgewogenen, gesunden und Traumfigur-fördernden Ernährung.

Um einen Fettverbrennungseffekt zu haben, ist es nicht unbedingt notwendig, die Proteine in „gut“ und „schlecht“ aufzuteilen. Zwar sind tierische Proteine für die Gesundheit stark gefährdend, doch können sie genauso gut Fett schmelzen lassen wie pflanzliche Proteine.

Trotzdem ist es wegen des gesundheitlichen Aspekts sinnvoll, tierische Proteine aus Fleisch, Fisch und Milchprodukten zu verzichten. Dieses Thema soll aber nicht in diesem Buch behandelt werden.

Proteine als Rahmenbedingung für die Fettverbrennung

Wenn man bedenkt, dass Proteine sowohl

- Sehr gut sättigend,

- verdauungsregulierend,

- Kreislauf anregend sind, sowie

die essentiellen Bestandteile unserer Muskelzellen, dann wird einem ziemlich schnell klar, dass eine hohe (und dennoch angemessene) Zufuhr von Proteinen für die Fettverbrennung unverzichtbar ist.

Das Einfache bei den Proteinen ist, dass die Menge immerzu gleich bleiben kann. Egal, ob wir abnehmen, zunehmen oder einfach nur gesund leben wollen, die Proteinzufuhr braucht sich nicht massiv zu ändern.

Es reicht in etwa aus, wenn man 1,5 bis 1,8 Gramm pro Körpergewicht zu sich nimmt. Mehr als das würde für den Körper ohnehin kaum einen Nutzen bringen und direkt wieder ausgeschieden werden. Weniger kann dazu führen, dass unsere Verdauung nur beschwerlich vorangeht.

Extrem gute Proteinquellen, die du nicht vernachlässigen solltest, sind:

- Hanfsamen

- Buchweizen

- Chiasamen

- Spirulinaalgen

- Weizengras

- Hülsenfrüchte

Diese Quellen weisen nämlich zum Großteil ein vollständiges Aminosäureprofil vor. Dieses ist notwendig, um Muskelzellen zu bilden.

#17. Intervall statt Cardio Training

Nun soll es auch um den sportlichen Aspekt gehen. In der Regel reicht es völlig aus, sich gut zu ernähren, um wenigstens nicht dick zu werden. Für manche Menschen ist das vollkommen ausreichend.

Sport ist allerdings der Weg zu einem wirklich ästhetischen, schlanken und gesunden Körper.

Unser Körper ist dazu geschaffen, um sich zu bewegen. Unser Immunsystem, unser Kreislauf und unsere Stimmung basieren vollkommen auf einen sich bewegenden Antrieb. Würden wir den ganzen Tag nur sitzen und keinen Finger rühren, werden wir sehr schnell krank werden.

Wenn es nun gezielt darum geht, durch Sport Fett zu verbrennen, und das wird der schnellste Weg überhaupt sein), sollten wir uns genauer damit auseinandersetzen, welche Art von Sport sinnvoll ist.

Viel Cardio raubt Motivation und begünstigt sogar Fettzuwachs

Genauso, wie es immer wieder vorkommt, dass Menschen, die abnehmen wollen, einfach unkontrolliert hungern, fangen einige an, stundenlange Cardioeinheiten zu machen. Sie gehen joggen oder schwingen den Crosstrainer für eine halbe Ewigkeit.

Kein Wunder, dass schon nach kurzer Zeit die Motivation nachlässt und kaum Erfolge zu sehen sind. Es macht kaum Spaß und ist ebenso mental saumäßig anstrengend, immer wieder dieselbe monotone Übung zu machen.

Dabei wird es auch nicht viel bringen, denn während einer sehr langen Cardioeinheit realisiert der Körper, dass er sehr lange Energie benötigt. Wenn wir von nun an regelmäßig, das heißt 4-7 mal in der Woche Cardio machen, wird der Körper sich darauf einstellen und sogar umso mehr Fettreserven einlagern, die er dann während des Joggens munter verbrennen kann. Hier beißt sich die Katze in den Schwanz. Du gibst deinem Körper das Kommando, Fett einzulagern, damit er es während der extremen Belastung wieder abtrainieren kann.

Afterburn Effekt nutzen

Viel sinnvoller ist es, den Spieß umzudrehen, indem wir nur wenig Fett während der eigentlichen Einheit verbrennen, dafür aber umso mehr Muskelzellen aktivieren und vom langanhaltenden Fat-Afterburneffekt profitieren.

Durch kurze, aber dafür extrem intensive Sporteinheiten werden deine Zellen so stark aktiviert, dass der Kreislauf noch lange nach dem Training auf Hochtouren läuft, Muskelzellen zum Wachsen bringt und Fettzellen schmelzen lässt. Eine kurze Einheit von rund 20 Minuten kann bis zu 12 Stunden und bis in den Schlaf hineinwirken.

Sogenanntes HIIT ist dafür hervorragend geeignet.

#18. Ernährungsplan erstellen

Planung ist die halbe Miete, nur umsetzen muss man die Dinge dann noch...

Durch die Planung allein können wir uns allerdings einiges an Energie ersparen, da wir nicht immer nachdenken müssen, ob, wann, wo und wie wir trainieren und essen sollen. Wenn wir jedes Mal aufs Neue entscheiden müssen, was wir zu uns nehmen (oder was nicht) nagt das ganz schön an unseren Nerven und wir verlieren die Energie, weiterzumachen.

Durch die Planung machen wir es somit viel einfacher für die Zukunft. Der Kopf kann ausgeschaltet bleiben und wir können einfach nur machen – manchmal ist das viel effektiver, als ständig denken zu müssen.

Was den Ernährungsplan betrifft, sollte er zumindest folgende Dinge berücksichtigen:

- Die letzte Mahlzeit sollte spätestens 3 Stunden vor dem Schlafen genommen werden
- Die erste Mahlzeit sollte etwa um 10 oder 11 Uhr erfolgen und ruhig ziemlich groß sein

Ein guter Ernährungsplan könnte nach diesem Muster verlaufen:

Frühstück (viel Kohlenhydrate): 100 Gramm brauner Reis mit einer Banane und Mandelmilch vermengt + weitere Früchte deiner Wahl.

Mittagessen (Viel Proteine): Entweder Fleisch oder Fisch bzw. Tofu mit einem großen Salat bestehend aus Feldsalat, Tomaten, Gurken und Sprossen

Zwischenmahlzeit (Etwa um 16 Uhr): Smoothie mit frischem Obst und Gemüse

Abendessen (viel Fett und Proteine): Chiabrei mit Mandelmilch und Honig oder ein selbstgemachter Schokopudding mit Kakao, Cashewnüssen und Banane (alles gemixt)

#19. Vergiss Crash Diäten

Wie wir schon beim Thema „Hungern" gesagt haben, sind dramatische Änderungen der Ernährung, insbesondere, wenn diese das „Hungern" mit einbeziehen, keineswegs gut. Auch wenn du plötzlich beginnst, dich sofortig besser zu ernähren, wirst du nur kurze Zeit motiviert genug bleiben, dies durchzuziehen.

Und ehe du dich einmal zufrieden gibst und „sündigst", fällst du schneller wieder in alte Muster zurück, als du „Jojo-Effekt" sagen kannst.

Daher schlage dir jegliche Diät, Pillen-Kur oder was auch immer aus dem Kopf und gehe den ganzheitlichen Weg. Mache es dir zum Ziel möglichst kontrolliert deinen Körper an neue Ernährungsmuster anzugewöhnen und gib ihm zeitweise und ganz bewusst das, worauf er Lust hat.

Alles Extreme wird sich nicht gut auf deinen Körper auswirken.

Und auch wenn du noch eben schnell die Strandfigur bekommen willst, ist es besser, lieber einmal im Sommer zu leiden und dafür aber nie wieder den Figur-Stress zu bekommen.

#20. Mahlzeit Frequenzen einhalten

Das Thema ist recht einfach zu erklären, jedoch ziemlich schwierig in der Praxis umzusetzen.

Es geht darum, dass du pro Tag eine Regelmäßigkeit schaffst, in der du deine Mahlzeiten isst. Es sollte immer ein Rhythmus sein, der ein Limit von ca. 3-4 Mahlzeiten pro Tag vorbehält.

Alles was darüber hinausgeht, ist ziemlich belastend für den Verdauungsapparat. Alles, was darunter geht, birgt die Gefahr von Heißhunger und Stressgefühlen.

Daher solltest du nicht einfach wahllos essen, sondern deinen Ernährungsplan darauf auslegen, dass er dicht genug beieinander ist, aber nicht zu dick.

3-4 Mahlzeiten zwischen 10 und 18 Uhr sind ungefähr zu empfehlen.

#21. Genug Schlaf

Schlaf ist für unseren Körper die höchste Form der Erholung. Während des Schlafens macht unser Körper so ziemlich alles, was es bedarf, um am nächsten Morgen fit und fröhlich in den Tag zu starten.

Unter anderem produziert er die meisten Wachstumshormone für Muskelzellen.

Machen wir es ihm aber extrem schwer, indem wir spät abends noch viel essen oder lange Zeit vor elektronischen Screens hocken, brauchen wir umso mehr Schlaf, um ausgeschlafen zu sein.

Kommt es darüber hinaus dazu, dass wir nicht die volle Zeit zum Schlafen haben oder sogar mitten im Tiefschlaf aufstehen, werden wir wenig Freude am nächsten Tag haben. Wir sind müde, ausgelaugt und zu allem Übel immer häufiger ein Opfer von Heißhungerattacken.

Das führt ferner dazu, dass wir keine Lust auf Sport haben (und noch weniger Lust darauf, auf unserer Ernährung zu achten) und somit schon einmal einen vergifteten Nährboden für unsere Abnehmziele schaffen.

Außerdem kann unser Körper sich nicht richtig erholen. Der Transport von Nährstoffen, die Entgiftung und die Entspannung der Muskeln bleiben auf der Strecke. Mit dabei ist auch die Fettregulierung.

Zudem wird unser Stoffwechsel drastisch nach unten gefahren, wenn unser Körper keine Energie hat.

Daher solltest du zumindest so lange schlafen, bis du von alleine wach wirst. Dann aber solltest du aufstehen, denn zu viel Schlaf ist ebenfalls nicht gut.

#22. Planung und Zielsetzung

Bevor man mit irgendeiner neuen Diät auseinandersetzte oder sich in einem Fitnessstudio anmeldet, sollte man sich erst mal in Ruhe hinsetzen und einen Plan mit den persönlichen Zielen erstellen.

Hierbei ist es ganz wichtig, dass du dein Ziel und den Plan dafür aufschreibst, denn „wer schreibt, der bleibt".

Allein durch das Aufschreiben hast du den ersten Schritt in Richtung „reale Manifestation" getan. Ein Traum, ein Ziel oder ein Wunsch hat sich durch den bloßen Akt des Aufschreibens den ersten Schritt aus der Wunschwelt in die Realität gewagt. Das ist der eigentlich größte Nutzen davon, ein Ziel aufs Papier zu bringen.

Fang also damit an, dir dein großes Hauptziel aufzuschreiben, was zum Beispiel so aussehen könnte:

„Ich werde an meinem Geburtstag 15 Kilo weniger als Heute (83 kg) wiegen."

„Ich werde in meinem Sommerurlaub am 21. Juli 2017 mit einem Six-Pack am Strand liegen"

Es ist besonders wichtig, dass du ein festes Datum im Auge hast und nicht nur sagst „Ich möchte im Sommer 2017 ein Six-Pack haben". Das Problem bei dieser halbherzigen Formulierung ist, dass du kein „genaues Ziel" vor Augen hast. Es ist nur ein grauer Schleier, mit dem du im Unterbewusstsein nicht viel anfangen kannst.

Außerdem hast du bei einer detailgenauen Formulierung präzise Parameter, an denen du ein Fazit ziehen kannst und siehst, ob du dein Ziel am Ende tatsächlich erreicht hast oder nicht.

Das „Wie" und das „Warum"

Wenn du dein großes Ziel formuliert hast, musst du dir natürlich Gedanken darüber machen, wie du dieses erreichen kannst.

Schreibe dir ganz genau auf, was du wann machen wirst und setze dir hierbei Zwischenziele. Außerdem musst du dir Gedanken darüber machen, **warum** du das oben genannte Hauptziel erreichen möchtest. Das WARUM ist der Hauptantrieb, wenn es darum geht, Ziele zu realisieren. Hast du kein echtes Warum, wirst dir auf halber Strecke der Tank leergehen, weil du keinen Sinn darin siehst, deine Komfortzone zu verlassen. Darum soll es aber in Tipp 8 genauer gehen.

Ein sehr grober Plan für ein Six-Pack kann dann folgendermaßen aussehen:

Ziel: „Ich werde zu meinem Sommerurlaub am 21. Juli 2017 mit einem Six-Pack am Strand liegen."

Personal Statement zum Warum:

Ich möchte dieses Ziel erreichen, weil ich für meine Frau attraktiver werden und auch für meine Kinder, in Bezug auf gesunde Ernährung ein besseres Vorbild sein möchte! Außerdem möchte ich mir selbst und meinen Freunden beweisen, dass ich die Disziplin und die Ausdauer dafür habe!

Zeitplan: (5 Monate) – Start 21.03

- Bis zum 21.04 werde ich zwei Kilo abnehmen, ...

... indem ich mich über gesunde Ernährung informieren und dieses neue Wissen anwende.

... indem ich mich über das richtige Training informiere und auch dieses Wissen im Fitnessstudio, in welchem ich mich bis dahin angemeldet habe, anwende.

- Bis zum 21.05 werde ich weitere fünf Kilo abnehmen, ...

... indem ich meine Kalorienzufuhr auf 3000 Kalorien am Tag reduziere.

... indem ich dreimal die Woche 10 Minuten lang Hoch intensives Intervall Training betreibe.

- Bis zum 21.06 werde ich weitere fünf Kilo abnehmen und einen Körperfettanteil von unter 15% haben, ...

... indem ich meine Kalorienzufuhr auf 2700 am Tag reduziere.

... indem ich dreimal die Woche 15 Minuten lang hoch intensives Intervall Training (HIIT) betreibe

- Bis zum 21.07 werde ich weitere 8 Kilo verlieren, einen Körperfettanteil von unter 13% und ein Six-Pack haben...

... indem ich meine Kalorienzufuhr um 200kcal auf 2500 am Tag reduziere.

... indem Ich dreimal die Woche 20 Minuten lang hoch intensives Intervall Training betreibe.

… indem ich durch gezieltes Baumuskeltraining nach dem Trainingsplan XY an meinem Six-Pack arbeite.

Ich denke, der Aufbau ist soweit klar, oder?

Nach einem erfolgreichen Monat bzw. dem Erreichen eines Ziels kann man sich dann natürlich auch mit einem deftigen Cheatmeal, einem Faulenztag in der Sauna o. ä. belohnen und auf diese Belohnung während der „Arbeitszeit“ aktiv hinarbeiten!

#23. Entwickle ein Körpergefühl

Alle 22 Tipps, die ich dir bisher gegeben habe, lassen sich recht einfach auf der Handlungsebene durchführen. Die einen erfordern mehr Disziplin, die anderen hingegen sind etwas leichter für den Alltag.

Doch bei dem 23. Tipp handelt es sich wirklich um eine Meisterübung, die sich erst im Laufe deiner Fortschritte im Bereich Sport und Ernährung bessern wird.

Wenn es soweit ist, brauchst du dich nicht unbedingt an Pläne und Vorgaben halten, da du intuitiv genau richtig handelst.

Es geht dabei darum, dass du ein ausgeprägtes Gefühl dafür bekommst, was deinem Körper genau jetzt in diesem Moment wohltut.

Du kannst beispielsweise unterscheiden, was wirklicher Hunger und was nur Appetit ist.

Du kannst erkennen, wann dein Körper welchen Nährstoff benötigt. Beispielsweise, wenn die Konzentration nachlässt.

Um so weit zu kommen, bedarf es keiner Crash Diäten oder „so schnell wie möglich abnehmen“ Aktionen. Im Gegenteil: Es ist ein bewusster Umgang mit dir und deinem Körper nötig.

Beobachte die Reaktionen deines Körpers.

Wie reagiert er auf gewisse Nahrungsmittel?

Was passiert, wenn ich spät abends noch esse?

Ist es gut für mich, bis 11 Uhr morgens nichts zu essen?

Wie viel sollte ich trinken?

Wie fühle ich mich nach dem Sport?

Nimm diese Gefühle und Reaktionen in dir bewusst wahr. Denn so fällt es deinem Körper leichter, positive und wohltuende Routinen bezüglich der Ernährung zu etablieren.

Routinen, die letztendlich dir ganz persönlich wohltun werden. Denn so manch ein Tipp kann für den einen besser funktionieren, für den anderen eventuell nicht so sehr.

Aus diesem Grund ist es wichtig, ein eigenes Körpergefühl zu entwickeln und sich selbst zu beobachten.

Schlusswort

Das waren sie – die 23 Tipps für gesundes und effektives Fettverbrennen.

Bist du motiviert? Bist du gewillt, loszulegen?

Ich hoffe es. Denn wenn nicht, waren die letzten Minuten reine Zeitverschwendung und es wird sich in deinem Leben nichts ändern.

Kein besseres Selbstbewusstsein. Keine bessere Lebensqualität. Und kein besseres Wohlbefinden.

Stattdessen ein Sumpf aus Selbstzweifel, Antriebslosigkeit und fehlender Freude am Leben.

Ein gesunder Körper ist dein Vehikel des Lebens. Ohne einen gesunden Körper, in welchem du dich wohlfühlen kannst, ist jeder Moment nur halb so schön.

Sei nicht das Opfer deiner fehlenden Motivation. Ergebe dich nicht kampflos deinem Hüftgold!

Sei der Herr deines Körpers und erschaffe ihn nach deinen eigenen Maßstäben!

Der erste Schritt ist es, dir einen Plan zu erstellen. Die anderen 22 Tipps kennst du bereits.

Setze sie um.

Ich wünsche dir alles Gute und eine erfolgreiche, schlanke und sportliche Zukunft!

Dein Suna Heyan.

Rechtliches & Haftungsausschluss

Der Autor übernimmt keine juristische Verantwortung und keinerlei Haftung für Schäden, die aus der Benutzung dieses Ebooks entstehen. Außerdem ist der Autor nicht verpflichtet, Folge- oder mittelbare Schäden zu ersetzen. Gewerbliche Kennzeichen- und Schutzrechte bleiben von diesem Titel unberührt.

Suchen Sie bei unklaren oder heftigen Beschwerden unbedingt einen Arzt auf! Die Informationen in diesem Buch sind vom Autoren sorgfältig recherchiert und zusammengestellt wurden, sie können aber keineswegs einen Arzt ersetzen!
Die hier dargestellten Informationen dienen nicht Diagnosezwecken oder als Therapieempfehlungen. Eine Haftung des Autoren für Personen-, Sach- und Vermögensschäden durch dieses Buch wird ausgeschlossen.

9690385R00041

Printed in Germany
by Amazon Distribution
GmbH, Leipzig